Basische Ernährung

Tipps und Tricks den Körper natürlich zu entgiften

inkl.
Rezepte und Nahrungsmitteltabellen

Oliver Muur

1. Auflage

Inhaltsverzeichnis

Vorwort

Schönheit, Gesundheit, Leistungsfähigkeit und inneres Wohlbefinden sind ein hohes und anzustrebendes Gut für jeden Menschen. Doch oft fühlen wir uns schlapp und unwohl in unserem Körper. Immer mehr Menschen verzeichnen Gewichtsprobleme, Hautprobleme, Haarausfall, frühzeitige Alterungsprozesse und haben nicht zuletzt mit einer eingeschränkten körperlichen Leistungsfähigkeit zu kämpfen. Dazu kommen zahlreiche Zivilisationskrankheiten, deren Auftreten in der heutigen Zeit immer mehr zunimmt.

Doch nur sehr wenigen Menschen ist bewusst, dass derartige Probleme sehr viel mit dem körpereigenen Säure-Basen-

Haushalt zu tun haben. Ein gestörter Säure-Basen-Haushalt bedingt ein derartiges Unwohlsein sowie zahlreiche chronische Krankheiten und kann zudem auch zu Übergewicht führen. Grund für diese zunehmenden Probleme in unserer Gesellschaft ist vor allem die Lebensweise, welche heutzutage ganz anders aussieht als bei unseren Vorfahren. Wir ernähren uns oft sehr ungesund und auch die Bewegung kommt bei vielen zu kurz. Viele Menschen sind deshalb chronisch übersäuert, jedoch meistens ohne es zu bemerken.

Auf den folgenden Seiten erfahren Sie, was es mit dem Säure-Basen-Haushalt auf sich hat und warum eine basische Ernährung für einen gesunden und langlebigen Körper unabdingbar ist. Es wird erklärt, was unter basischen und sauren Lebensmitteln zu verstehen ist und wie der Körper arbeitet, um den Säure-Basen-Haushalt möglichst stabil zu halten. Sie erhalten eine fundierte Aufklärung darüber, welche Eigenschaften saure und basische Lebensmittel besitzen und auf welche Weise der Körper sie verarbeitet und verstoffwechselt. Zudem erfahren Sie, wie es zu einer chronischen Übersäuerung kommt und welche Folgen dies für die Gesundheit hat. Es folgt außerdem eine genaue Auflistung, welche Lebensmittel den basischen und welche den säurebildenden Nahrungsmitteln zuzuordnen sind. So gewinnen Sie einen umfassenden Überblick darüber, welche Nahrungsmittel Sie bevorzugt zu sich nehmen und welche Sie besser vermeiden sollten. Darüber hinaus wird auf die Methode des sogenannten „Basenfastens" eingegangen und genau erläutert, welche Effekte eine Basenfasten-Kur auf die Gesundheit hat und wie diese Methode genau funktioniert.

Zum Schluss erhalten Sie noch einige Rezeptideen, welche den Einstieg in eine basische Ernährung erleichtern.

Was versteht man unter dem "Säure-Basen-Haushalt"?

Der menschliche Organismus besteht zum größten Teil aus Flüssigkeiten, welche jeweils einen bestimmten PH-Wert aufweisen und für verschiedene Funktionen zuständig sind.

Der PH-Wert misst dabei den Grad der sauren bzw. basischen Reaktion dieser Flüssigkeiten. Dabei wird die Konzentration der enthaltenen Wasserstoffionen ermittelt.

Damit Stoffwechselvorgänge im Körper optimal ablaufen können, benötigt unser Blut einen PH-Wert von 7,4. Der Säure-Basen-Haushalt sorgt durch verschiedene

Mechanismen dafür, dass dieser Wert aufrechterhalten bleibt und unser Körper dementsprechend funktioniert. Besonders die Nahrung spielt hierbei eine wichtige Rolle, da Lebensmittel in saure und basische Lebensmittel aufgeteilt werden können.

Der Körper benötigt sowohl säure- als auch basenbildende Nahrungsmittel. Das Ziel des Körpers ist sozusagen die Neutralisierung, was bedeutet, dass der Körper versucht eine Balance zwischen Säuren und Basen herzustellen, um den PH-Wert aufrecht zu erhalten. Nur so können alle Stoffwechselvorgänge optimal ablaufen.

Das Problem der heutigen Gesellschaft ist, dass die Menschen eher dazu neigen, säurehaltige Nahrung zu sich nehmen und der Säure-Basen-Haushalt somit aus dem Gleichgewicht gerät. Der Körper steht somit in der Regel stets vor der großen Herausforderung, überschüssige Säure abzubauen, damit diese keine schädlichen Auswirkungen auf den Organismus und die lebenswichtigen Funktionen haben.

Der Körper bildet auf drei verschiedene Arten Säure, welche im Folgenden kurz erläutert werden.

Drei Arten der körpereigenen Säurebildung

<u>Durch Nahrung</u>

Wie schon erwähnt spielt die Nahrung eine wesentliche Rolle, denn hier werden saure oder basische Lebensmittel dem Körper direkt zugeführt. Ernährungswissenschaftlicher empfehlen bei der Nahrungsaufnahme ein Verhältnis von 80 zu 20: Rund 80% aller Lebensmittel sollten basisch sein und nur 20 % sauer. Leider ist das Verhältnis bei einem heutigen Durchschnittsmenschen genau umgekehrt: Unsere heutige Ernährung besteht oft zu 80 % aus sauren und nur zu 20 % aus basischen Lebensmitteln.

Durch Bewegung

Der Körper ist in der Lage durch Bewegung Säure abzubauen. Anders als bei unseren Vorfahren ist unser heutiges Bewegungspensum allerdings stark gesunken. Gerade bei Menschen, die einer sitzenden Tätigkeit (z. B. Büroarbeit) nachgehen, kommt die Bewegung zu kurz und der Körper kann diese Art von Säureabbau nicht in ausreichendem Maße nutzen.

Durch Stress

Säure wird zudem auch zur

Energiegewinnung produziert und ist somit abhängig von unserem Stresslevel. Wer ständig unter Druck ist, produziert mehr Säure als jemand, der ein ausgeglichenes und zufriedenstellendes Leben führt und sich selbst genügend Ruhezeiten gönnt.

Wie funktioniert der Abbau von Säure im Körper?

Ausgeglichen wird der Säure-Basen-Haushalt in erster Linie durch die Zufuhr von basischen Lebensmitteln. Werden dem Körper über die Nahrungsaufnahme jedoch vermehrt saure Lebensmittel zugeführt, so versucht der Körper die Säure auf anderen Wegen abzubauen. Das hierbei wichtigste Organ ist die Niere, welche in der Lage ist Säure zu verarbeiten und zu verstoffwechseln. Doch auch die Niere ist in ihrer Funktion begrenzt und wird dieser Aufgabe mit zunehmendem Alter immer weniger gerecht. Neben der Niere ist auch die

Lunge in der Lage, Säure abzubauen. Dies geschieht durch das Ausatmen von Kohlenstoffdioxid, welches durch starke körperliche Belastung, also Sport vermehrt in Gang gesetzt wird. Sind diese Mechanismen jedoch ausgeschöpft, so kommt es oft zu einer Übersäuerung. Hierbei ist es wichtig zu verstehen, dass der Körper in erster Linie alle lebenswichtigen Funktionen des Körpers aufrecht erhält, bevor zu anderen - zwar auch wichtigen, jedoch nicht maßgeblich wichtig für das Überleben des Organismus - Aufgaben übergeht. Was man unter einer Übersäuerung des Körpers versteht und welche gesundheitlichen Folgen eine Übersäuerung haben kann, erfahren Sie im folgenden Kapitel.

Ursachen und Folgen einer Übersäuerung

Was ist eine Übersäuerung?

Bei einer Übersäuerung ist der Säure-Basen-Haushalt des Körpers gestört. Die Messskala des PH-Wertes reicht von 1 bis 14, wobei 7 als neutraler Wert gilt. Alle darunter liegenden Werte gelten als sauer und die darüber liegenden somit als basisch. Jedoch müssen nicht alle Körperflüssigkeiten einen neutralen PH-Wert von 7 aufweisen. Während der ideale Wert beim Blut 7,4 beträgt, liegt er bei der Magensäure beispielsweise deutlich darunter und ist, wie der Name schon vermuten lässt, eher sauer. Für alle Flüssigkeiten gibt es somit einen bestimmten PH-Wert, der als Normalwert angesehen wird. Eine Übersäuerung meint also nicht, dass der PH-Wert aller Flüssigkeiten unter 7 liegt, sondern viel mehr, dass der Säure-Basen-Haushalt nicht ausgeglichen ist und die für die jeweiligen Körperbereiche festgelegten PH-Werte dementsprechend zu hoch sind. Es geht also nicht alleine um die Übersäuerung des Blutes – im Gegenteil: Den PH-Wert des Blutes von 7,4 zu halten ist überlebenswichtig und somit setzt der Körper alles daran, diesen Wert aufrecht zu erhalten. Würde der PH-Wert im Blut plötzlichen sinken, so tritt ein lebensbedrohlicher Zustand ein. Dies kann zum Beispiel bei einem Diabetiker infolge eines Insulinmangels oder bei einer Niereninsuffizienz passieren. In der Medizin wird dieser sofort zu behandelnde Abfalls des PH-Wertes im Blut als Azidose bezeichnet.

Unsere Körperfunktionen sind stets darauf ausgerichtet, in erste Linie das Überleben zu sichern. Deshalb versucht der Körper selbst vorrangig den PH-Wert im Blut zu regulieren, während andere Bereiche des Körpers gleichzeitig übersäuert sein können.

Genau aus diesem Grund gibt es übrigens Wissenschaftler, welche die Existenz der Übersäuerung bestreiten. Diese setzen den Begriff der Übersäuerung mit der Azidose, also der Übersäuerung im Blut gleich. Diese ist jedoch bei vielen Menschen, bei denen andere Körperbereiche chronisch übersäuert sind nicht nachzuweisen und somit kommt es zu diesem Missverständnis.

Mit einer Übersäuerung ist somit nicht unbedingt eine akute lebensbedrohliche Azidose gemeint. Vielmehr leiden

Menschen mit einer chronischen Übersäuerung an einem gestörten Säure-Basen-Haushalt, welche eben jene Körperbereiche betrifft, die nicht einen akut einen lebensbedrohlichen Zustand hervorrufen. Dafür hat die chronische Übersäuerung jedoch oft verheerende Folgen, die sich erst Jahre später äußern und in chronische Krankheiten übergehen.

Ursachen und Folgen einer chronischen Übersäuerung

Auch wenn sich chronische Krankheiten erst im Laufe der Zeit entwickeln, gibt auch der aktuelle Zustand von Wohlbefinden und Äußerlichkeiten des Körpers Auskunft über einen gestörten Säure-Basen-Haushalt. Die Ursachen der hierbei auftretenden Symptome sind in dem eingangs erwähnten körpereigenem Säure-Abbau-Programm zu finden. Ist der Körper übersäuert, so setzt er alle ihm möglichen Mechanismen in Gang, um die Säure abzubauen.

Mineralstoffmangel

Führt man dem Körper bei der Nahrungsaufnahme zu viele säurebildende Lebensmittel zu, so muss der Körper diese vor dem Ausscheiden neutralisieren. Dieser Vorgang ist unerlässlich, da Säuren mit ihren ätzenden Eigenschaften sonst die Zellen schädigen können. Der Stoffwechsel verlangt dem Körper also etwas mehr ab, als nur zwischen "brauchbaren" und "unbrauchbaren" Lebensmitteln zu unterscheiden. Um die unbrauchbaren säurebildenden Lebensmittel zu neutralisieren, benötigt der Körper unter Anderem körpereigene Puffersubstanzen, zum Beispiel Natriumhydrogencarbonat oder basische Mineralstoffe wie zum Beispiel Kalium, Calcium oder Magnesium. Diese Stoffe benötigt der Körper jedoch nicht alleine für die Neutralisierung von Säure, sondern auch für eine Vielzahl weiterer lebenswichtiger Funktionen im Körper. Wenn der Mensch übersäuert ist, müssen aber die wertvollen Mineralstoffe, also die körpereigenen Puffersubstanzen für die Verstoffwechslung von säurebildenden Mahlzeiten geopfert werden. Wenn diese Situation nur ein Ausnahmezustand wäre, hätte dies keine schädlichen oder langfristigen Folgen. In der modernen Gesellschaft sind jedoch eine extrem säurebildende Ernährungsweise sowie ein fast chronischer Mineralstoffmangel an der Tagesordnung.

In seiner Not muss der Körper die eigenen

Mineralstoffdepots plündern und holt sich die benötigten Mineralien somit aus den Knochen, den Zähnen, aus dem Haarboden, aus den Blutgefäßen oder aus den Organen. Dadurch hält der Körper sich am Leben, riskiert jedoch langfristige Schäden wie z. B. Karies, Hausausfall, Osteoporose, brüchige Fingernägel, Krampfadern, Bandscheibenvorfälle oder Arteriosklerose.

Gewichtszunahme

Bei einer chronischen Übersäuerung legt der Körper zudem vermehrt Fettdepots an. Zum einen eignet sich Fett gut zur Einlagerung der sauren Elemente, bzw. Ihrer Schlacken, womit die neutralisierten Säuren gemeint sind. Zum anderen schützt das Fett die lebenswichtigen Organe vor den gefährlichen Säuren. Deshalb lagert der Körper im Falle einer

Übersäuerung so viele Fettzellen wie nur möglich an. Eine Diät zu machen wäre in diesem Fall deshalb weder ratsam, noch effektiv. Viele Menschen, die mit Übergewicht zu kämpfen haben, sind deshalb gar nicht unbedingt "zu dick", sondern vielmehr übesäuert. Gerade beim Abnehmen spielt eine basische oder zumindest basenüberschüssige Ernährung deshalb eine bedeutsame Rolle.

Belastung der Organe

Nachdem der Körper die Säuren neutralisiert und somit zu Schlacken umgewandelt hat, sollten sie im besten Fall aus dem Körper ausgeschieden werden. Dies geschieht über die Organe, z.B. Über die Niere, die Haut oder den Darm. Ist die Menge an auszuscheidenden Säuren jedoch zu groß, so stellt dies eine

Überbelastung für die Organe dar. Die Ausscheidung gelingt nicht mehr oder zumindest nicht vollständig und die überschüssigen Schlacken werden in den Fettdepots eingelagert. Erst wenn der Körper eine reale Chance hat (z. B. Bei einer Entschlackungskur), werden die eingelagerten Schlacken nach und nach aus dem Körper gespült.

Bietet sich dem Körper diese Gelegenheit nicht, so bleiben die Schlacken vorerst im Körper, was verheerende Folgen nach sich ziehen kann. Sie verstopfen die Blutgefäße und führen zu Bluthochdruck, was bis zu einem lebensbedrohlichen Zustand führen kann. Außerdem lagern sie sich in die feinen Gefäße der Augennetzhaut ein, sodass die Augen zunehmend an Sehkraft verlieren. Auch im Haarboden nisten sie sich ein und führen somit zu Haarausfall. Durch Schlacken können sich Nieren-,

Gallen- und Blasensteine bilden. Zudem blockieren sie die Gelenke und führen zu anhaltenden Schmerzen, indem sie Arthritis, Arthrose, Gicht und Rheuma hervorrufen. Auch zwischen den Zellen setzen sich die Schlacken ab und lassen dadurch Falten, Altersflecken und Cellulite entstehen.

Infektanfälligkeit

Es gibt noch eine weitere unvorteilhafte Folge der Übersäuerung des Körpers. Schädliche Mikroorganismen wie Bakterien, Viren und Pilze fühlen sich in einem sauren Milieu besonders wohl und nisten sich somit gerne ein. Das Immunsystem arbeitet nicht mehr wie bei einem gesunden Menschen auf Hochtouren, wodurch der Mensch anfälliger für Krankheiten ist. Das bedeutet, dass mit dem Grad der

Übersäuerung auch die Anfälligkeit für einen Infekt steigt. Menschen mit einer chronischen Übersäuerung leiden deshalb häufiger unter einer Erkältung oder einer grippalen Infektion. Zudem treten häufiger Hautausschläge, Kopfschmerzen und Allergien auf. Auch Müdigkeit, Heißhunger, Blutzuckerschwankungen, Blähungen und Scheideninfektionen, welche durch bestimmte Pilze hervorgerufen werden, gehören zu den typischen Folgen.

Wie kann man einer Übersäuerung vorbeugen?

Eine chronische Übersäuerung mit alle ihren Folgen lässt sich glücklicherweise sehr leicht vermeiden – und zwar indem man mit einer basischen Ernährungsweise Einfluss auf jene Prozesse im Körper nimmt und es somit nicht zu einer chronischen Übersäuerung kommen lässt. Ein ausbalancierter Säure-Basen-Haushalt kann dabei auch alle oben genannten negativen Auswirkungen einer bereits eingetroffenen Übersäuerung wieder umkehren.

Die basische Ernährung

Eine basische Ernährung sorgt dafür, dass alle überschüssigen Säuren sowie Schlacken aus dem Körper ausgeschieden werden. Außerdem wird der Körper mit allen wichtigen Mineralstoffen und Spurenelementen gut versorgt, da diese bei einer basischen Ernährung in ausreichendem Maße zugeführt und nicht in vollem Maße für die Neutralisierung der Säuren verbraucht werden müssen. Des Weiteren wird im Körper ein basisches Milieu erschaffen, in dem sich schädliche Viren und Bakterien nicht mehr wohl fühlen. Stattdessen vermehren sich in einem solche Milieu aber jene Mikroorganismen, die unserer Gesundheit gut tun.

Hinzukommend schmelzen die Fettdepots, denn der Körper hat bei einer basischen Ernährung keinen Grund mehr, Fett einzulagern. Mit dem Beginn einer basischen Ernährungsweise schmilz das Fett fast von alleine und es werden gleichzeitig auch die in den Depots eingelagerten Säuren mit heraus gespült.

Die basische Ernährung bietet somit nicht nur den Vorteil, dass sie chronischen Krankheiten mit verheerenden Folgen bis hin zu einer Azidose vorbeugt, sondern hält den Körper fit und macht sogar schlank und schön. Doch was genau ist mit der basischen Ernährung nun genau gemeint?

Die basische Ernährung besteht - wie der Name vermuten lässt – aus basischen Lebensmitteln. Wie eingangs erwähnt können Lebensmittel nach basisch und sauer unterschieden werden. Bei der basischen Ernährungsweise werden ausschließlich oder wenigstens zum größten Teil basische Lebensmittel konsumiert, während alle säurebildenden Lebensmittel möglichst vermieden werden.

Basenbildende und säurebildende Lebensmittel

Basische Lebensmittel

Die Zuordnung eines Lebensmittels zu der Kategorie Sauer oder Basisch ist jedoch gar nicht so einfach. Im Netz kursieren zu diesem Thema deshalb die verschiedensten Nahrungsmitteltabellen, die alle sehr unterschiedlich sind. Das liegt daran, dass nicht bei jeder Tabelle alle Aspekte der Zuteilung eines

Lebensmittels als basisch oder sauer beachtet worden sind. Um den Körper dauerhaft fit und gesund zu halten, sollte die Nahrung selbstverständlich nicht nur basisch, sondern auch möglichst gesund sein.

Setzt man sich mit allen Eigenschaften basischer Lebensmittel auseinander, so kommt man auf 8 zu untersuchende Aspekte, bzw. Ebenen auf denen Lebensmittel basisch wirken können

Eigenschaften basischer Lebensmittel

1. Hoher Gehalt an Basen:
Die Lebensmittel beinhalten einen hohen Anteil an basisch wirkenden Mineralien und Spurenelementen, wie z. B. Kalium, Calcium, Magnesium und Eisen.

2. Niedriger Gehalt an säurebildenden Aminosäuren:

Zu den säurebildende Aminosäuren zählen Methionin und Cystein, welche durch einen Überschuss abgebaut werden müssen, wodurch Schwefelsäure entsteht.

3. Anregung der körpereigenen Basenbildung:

Genau wie die Säuren, bildet der Körper auch eigene Basen. Manche Lebensmittel unterstützen den Organismus bei der körpereigenen Basenbildung, in dem sie bestimmte Stoffe, wie z. B. Bitterstoffe liefern, welche die Basenbildung anregen.

4. Kein Verschlacken beim Stoffwechsel:

Im Gegensatz zu den Säuren hinterlassen basische Lebensmittel bei ihrer Verstoffwechslung keine sauren Stoffwechselrückstände (Schlacken), die im Körper eingelagert werden müssen.

5. Gesunde, vitalisierende Stoffe:

Ein Lebensmittel wird außerdem basischer eingestuft, wenn es bestimmte Stoffe enthält, welche gut für den Körper sind. Dazu zählen z. B. Antioxidantien, Vitamine und sekundäre Pflanzenstoffe. Diese Stoffe vitalisieren den Körper, stärken die Entgiftungsorgane und unterstützen nicht zuletzt das Immunsystem. Auf diese Art und Weise helfen diese Lebensmittel dem Körper dabei, eigenständig die aufgenommenen Säuren zu neutralisieren und aus dem Körper heraus zuleiten.

Somit wird einer Übersäuerung natürlich vorgebeugt, bzw. Entgegengewirkt.

6. Hoher Wassergehalt:

Basische Lebensmittel verfügen außerdem über einen hohen Gehalt an Wasser. So ist der Körper (selbst wenn manchmal nicht ausreichend getrunken wird) mit genug Flüssigkeit versorgt und deshalb in der Lage, Säuren oder andere Schlacken schnell über die Nieren wieder auszuscheiden.

7. Entzündungshemmende Wirkung:

Aufgrund der enthaltenen Vitalstoffe und Antioxidantien, sowie der richtigen Fettsäuren wirken basische Lebensmittel entzündungshemmend. Zu Beginn vieler chronischer Volkskrankheiten wie z. B. Rheuma, Diabetes oder auch Autoimmunerkrankungen stehen oft unbemerkte und langsam voran schreitende Entzündungsprozesse. Solche Entzündungsprozesse führen dazu, dass im Körper verstärkt Säure gebildet wird und können somit zu einer Übersäuerung führen. Weil die basischen Lebensmittel dagegen aber die im Körper ablaufenden Entzündungsprozesse hemmen, tragen sie somit zur Risikosenkung einer Übersäuerung bei.

8. Stabilisation der Darmflora:

Bei einem gesunden Darm können die anfallenden Säuren schneller ausgeschieden werden. Je vollständiger die Verdauung verläuft umso weniger Schlacken fallen zudem überhaupt an. Die basischen Lebensmittel fördern die Darmgesundheit, stabilisieren eine gesunde Darmflora und tragen somit einen essentiellen Betrag dazu bei.

Säurebildende Lebensmittel

Die säurebildenden oder sauren Lebensmittel bilden den Gegenpol zu basischen Lebensmitteln. Anders als der Name vermuten lässt, schmecken sie jedoch keineswegs zwangsläufig sauer. Am Geschmack lassen sich die sauren Lebensmittel somit nicht erkennen. Sauer wirken sie zwar auf den Organismus, jedoch nicht auf die Geschmacksnerven. Im Gegenteil: Säurebildende Lebensmittel können durchaus herzhaft oder auch süß schmecken und trotzdem säurebildend auf den Organismus wirken. Dies liegt daran, dass bei der Verstoffwechslung solcher säurebildenden Lebensmittel im Körper saure Stoffwechselschlacken entstehen.

Bei der Einteilung von säurebildenden Lebensmitteln wird zudem noch zwischen guten und schlechten Säurebildnern unterschieden.

Eigenschaften säurebildender Lebensmittel

1. Hoher Gehalt an sauer wirkenden Mineralstoffen

Säurebildende Lebensmittel weisen einen hohen Gehalt an sauer wirkenden Mineralstoffen und Spurenelementen auf. Dazu zählen z. B. Phosphor, Schwefel, Chlor, Jod und Fluoride.

2. Hoher Gehalt an säurebildenden Aminosäuren

Des Weiteren enthalten die sauren Lebensmittel eine große Menge an sauer wirkenden Aminosäuren, also Methionon und Cystein. Eine Überdosis dieser beiden

Aminosäuren führt zur Entstehung von Schwefelsäure.

3. Kein Beitrag zur Entsäuerung des Körpers

Säurebildende Lebensmittel können die körpereigene Bildung von Basen nicht anregen, da sie sehr arm an den dazu benötigten Stoffen, z. B. Bitterstoffen sind. Somit können säurebildenende Lebensmittel auch nicht zur Entsäuerung des Körpers beitragen.

4. Schlackenbildung

Stattdessen beinhalten säurebildende Lebensmittel große Mengen an schädlichen und säurebildenen Stoffe, welche der Körper nicht ohne weiteres ausscheiden kann. Der Körper muss diese zunächst neutralisieren, damit sie den Körper nicht angreifen. Bei diesem Stoffwechselprozess entstehen enorme

Mengen an Rückständen, welche in der Medizin als Schlacken bezeichnet werden. Wird der Körper nicht entsäuert, so können die Schlacken oft nicht vollständig ausgeschieden werden und werden beispielsweise in den Fettdepots des Körpers eingelagert.

5. Körpereigene Entsäuerungsprozesse werden verhindert

Säurebildende Lebensmittel stehen der körpereigenen Entsäuerung im Wege. Zur eigenständigen Entsäuerung benötigt der Körper bestimmte Stoff, z. B. Antioxidantien, Vitamine und sekundäre Pflanzenstoffe. Säurebildende Lebensmittel liefern dem Körper diese Stoffe entweder in viel zu geringen Mengen oder oft auch gar nicht.

6. Niedriger Wassergehalt

Im Gegensatz zu basischen weisen

säurebildende Lebensmittel einen sehr niedrigen Gehalt an Wasser auf. Wenn zu einer säurehaltigen Ernährung dann noch zu wenig Wasser getrunken wird, gelingt es dem Körper nicht die Säuren oder Schlacken über die Niere auszuscheiden. Stattdessen verbleiben diese dann im Körper und es kommt zur Übersäuerung.

7. Schwelende Entzündungen werden gefördert

Säurebildende Lebensmittel verfügen oft über einen hohen Anteil an entzündungsfördernden Fettsäuren, wodurch unbemerkt Entzündungen hervorgerufen werden können. Außerdem sind sie arm an entzündungshemmenden Stoffen und können diesem Prozess somit nicht entgegenwirken. Zudem werden im Körper durch Entzündungen vermehrt Säuren gebildet.

8. Schädlich für die Darmgesundheit und Darmflora

Säurebildende Lebensmittel schädigen die Darmflora und verschlechtern somit die Darmgesundheit. Ist der Darm bereits krank, so können die Säuren schlechter und auch langsamer ausgeschieden werden, was zur vermehrten Bildung und Einlagerung von Schlacken führt. Außerdem produzieren die bei einer geschädigten Darmflora existenten Bakterien zusätzliche Toxine, die zur Übersäuerung des Körpers und der Einlagerung von Schlacken beitragen.

Basische und saure Lebensmittel: Eine Übersicht

Betrachtet man nun alle Eigenschaften von basischen und sauren Lebenmitteln, so wird eindeutig klar, dass eine basische Ernährungsweise sehr vorteilhaft und fast unabdingbar für die Gesundheit ist. Doch welche Lebensmittel zählen nun zu den sauren und welche zu den basischen Lebensmitteln? Die folgende Übersicht gibt Aufschluss darüber.

Basische Lebensmittel

Zu den basischen oder auch basenbildenden Lebensmitteln zählen vor allem Obst und Gemüse, aber auch viele Pilze und Kräuter. Welche Lebensmittel eindeutig zu den basischen gehören, können Sie der folgenden Liste entnehmen.

Basenbildendes Obst:

Äpfel, Ananas, Aprikosen, Avocado, Bananen, Birnen, Clementinen, Datteln, Erdbeeren, Feigen, Grapefruits,

Heidelbeeren, Himbeeren, Honigmelonen, Johannisbeeren, Kirschen, Kiwis, Limetten, Mandarinen, Mangos, Mirabellen, Nektarinen, Oliven (grün, schwarz), Orangen, Pampelmusen, Papayas, Pfirsiche, Pflaumen, Preiselbeeren, Quitten, Reineclauden,, Stachelbeeren, Sternfrüchte, Trockenfrüchte, Wassermelonen, Weintrauben, Zitronen und Zwetschgen

Basenbildendes Gemüse:

Artischocken, Auberginen, Paprika, Algen (z. B. Nori, Wakame, Hijiki, Chlorella, Spirulina), Navetten (weiße Rübchen), Blumenkohl, Brokkoli, Okraschoten, Staudensellerie, Pastinaken, Petersilienwurzel, Bohnen (grün), Mangold, Radieschen, Rettich (weiß, schwarz), Chicorée, Romanesco, Chinakohl, Rosenkohl, Erbsen, frisch, Rote Beete, Fenchel, Rotkohl,

Frühlingszwiebeln, Schalotten, Grünkohl, Schwarzwurzel, Gurken, Spargel, Karotten, Spitzkohl (Zuckerhut), Kartoffeln, Süsskartoffeln, Knoblauch, Tomate (roh), Kohlrabi, Weisskohl, Kürbisse (verschiedene Arten), Wirsing, Lauch (Porree), Zucchini, Zwiebeln

Basenbildende Pilze:

Austernpilze, Shiitake, Champignons, Steinpilze, Morcheln/Mu-Err-Pilze, Trüffelpilz, Pfifferlinge und viele weitere.

Basische Sprossen und Keime:

Alfalfa-Sprossen, Mungobohnen-Sprossen, Bockshornklee-Sprossen, Radieschen-Sprossen, Braunhirse-Sprossen, Rettich-Sprossen, Brokkoli-Sprossen, Roggenkeimlinge, Dinkelkeimlinge, Rotkohl-Sprossen, Gerstenkeimlinge, Rucola-Sprossen, Hirse-Sprossen, Senf-Sprossen, Leinsamen-Sprossen,

Sonnenblumenkern-Sprossen, Linsen-Sprossen, Weizenkeimlinge

Basische Kräuter und Salate:

Basilikum, Löwenzahn, Bataviasalat, Lollo-Salate (Biondo/Rosso), Bohnenkraut, Majoran, Borretsch, Meerrettich, Brennnessel, Melde (spanischer Salat), Brunnenkresse, Melisse, Chinakohl, Muskatnuss, Chicorée, Nelken, Chilischoten, Oregano, Dill, Petersilie, Eichblattsalat, Pfeffer (alle Arten), Eisbergsalat, Pfefferminze, Endivien, Piment, Feldsalat, Rosmarin, Fenchelsamen, Rucola (Rauke), Friseesalat, Safran, Gartenkresse, Salbei, Ingwer, Sauerampfer, Kapern, Schnittlauch, Kardamom, Schwarzkümmel, Kerbel, Sellerieblätter, Koriander, Thymian, Kopfsalat, Vanille, Kresse, Wildpflanzen/Wildkräuter, Kreuzkümmel, Ysop, Kümmel, Zimt,

Kurkuma (Gelbwurz), Zitronenmelisse, Lattich, Zuckerhut (bitterer Wintersalat), Liebstöckel

Basische Nudeln:

Basische Konjac-Nudeln

Basisches Eiweiß:

Lupinenmehl, Lupineneiweiss-Tabletten

Basische Nüsse und Samen:

Erdmandeln, Mandeln, Mandelmus, Maroni (Esskastanien)

Basische Süßungsmittel:

Xylit und Erythrit (aber nur in den individuell verträglichen Mengen), Stevia (das grüne Pulver), Selbst gemachter Dicksaft (aus Trockenfrüchten und Wasser)

Basische Getränke:

Kräutertees, selbst gemachte Früchtesmoothies, Grüne Smoothies, Proteinshakes mit Lupinenprotein, Wasser, Wasser mit 1 TL Apfelessig,

Zitronenwasser
Säurebildende Lebensmittel

Bei den säurebildenden Lebensmittel wird zwischen "guten" und "schlechten" Säurebildnern unterschieden. Säurebildende Lebensmittel sind nämlich nicht automatisch ungesund. Das liegt daran, dass viele säurebildende Lebensmittel einen hohen Gehalt an Nähr- und Vitalstoffen aufweisen und der Gesundheit zugute kommen. Die "schlechten" säurebildenden Lebensmittel leisten hingegen keinen Beitrag zur Gesundheit, da sie nährstoffarm sind und den Organismus somit ausschließlich schädigen.

Gute Säurebildner (Lebensmittel):
Bio-Getreide , (z. B. Dinkel, Kamut oder Gerste in kleinen Mengen – etwa als Keimbrot oder in Sprossenform),

Getreideprodukte wie Bulgur, Couscous ,
aber aus Dinkel, nicht aus Weizen, Hafer
und Haferflocken (in BIO-Qualität), Hirse
und Vollkornreis, (brauner Reis),
Hülsenfrüchte (z. B. Kernbohnen, Linsen, ,
Kichererbsen, getrocknete Erbsen etc.),
Kakaopulver in hoher Qualität sowie
selbst gemachte Schokolade, Mais (z. B.
Polenta, Mais-Pasta), Nüsse (z. B.
Walnüsse, Haselnüsse, Macadamianüsse,
Paranüsse, Cashewkerne, Kokosnuss reif
(auch Kokosflocken)) , Ölsaaten (z. B.
Leinsaat, Sesam, Hanfsaat,
Sonnenblumenkerne, Kürbiskerne, Mohn,
Chiasamen etc.; lässt man die Saaten
keimen, werden sie – je nach Keimdauer –
basisch), Pflanzliche Proteinpulver (wenn
ein Proteindefizit besteht) wie z. B.
Hanfprotein, Reisprotein und
Erbsenprotein, Pseudogetreide (z. B.
Quinoa, Amaranth, Buchweizen), Tierische
Produkte aus biologischer Landwirtschaft

in überschaubaren Mengen (z. B. Bio-Eier oder Fisch aus Bio-Aquakultur), Tofu (nur Bio) und hochwertige fermentierte Bio-Soja-Produkte wie Miso und Tempeh

Gute Säurebildner (Getränke):

Grüner Tee (richtig zubereitet – also bei niedrigen Temperaturen und kurzer Ziehdauer) und Matcha, Lupinenkaffee, Hochwertige pflanzliche Drinks (Reisdrink, Haferdrink, Sojadrink – jeweils ohne Süßungsmittel, Aromen, Verdickungsmittel etc.), Trinkschokolade (selbst gemacht, z. B. aus Mandelmilch und Rohkost-Kakaopulver)

Schlechte Säurebildner (tierische Lebensmittel):

Eier aus konventioneller Landwirtschaft, Fisch und Meeresfrüchte aus konventioneller Aquakultur oder aus belasteten Regionen stammend Fleisch aus konventioneller Landwirtschaft, Fleischbrühe, Wurstwaren, Schinken, Milchprodukte (Quark, Joghurt, Kefir, Molke und alle Käsesorten, auch von Schaf und Ziege; gerade auch alle fettarmen Milchprodukte) – Ausnahmen: Butter, Ghee und Sahne (in Bio-Qualität), die neutral eingestuft werden

Schlechte Säurebildner (pflanzliche Lebensmittel):

Essig (Weinessig, Balsamico – Ausnahme: natur trüber Apfelessig), Fertigprodukte aller Art (insbesondere solche aus konventioneller Erzeugung), Getreideprodukte aus Auszugsmehlen (Back- und Teigwaren wie Brot, Brötchen, Laugengebäck, Kuchen, Gebäck, süße Teilchen, Nudeln etc., manche Frühstückscerealien wie z. B. Cornflakes, Fertigmüslis, Crispies, Crunchys etc.), Glutenhaltige Produkte (z. B. Produkte aus Seitan, wie vegetarische Würste, Aufschnitt, Bolognese o. Ä.), Ketchup , (Ausnahme: selbst gemachtes Ketchup z. B. aus Tomaten und Datteln), Sauerkonserven, Senf , (Ausnahme: hochwertiger Bio-Senf ohne säurebildende Zusätze), Sojaprodukte (wenn stark verarbeitet, insbesondere das texturierte Sojaprotein, das mit TVP abgekürzt wird und in getrockneter Form als Grundlage für Hackfleischersatz, Gulaschersatz o. ä. angeboten wird) Speiseeis (auch Wasser-, Soja- und Joghurteis –Ausnahme: Basisches Eis), Süssungsmittel wie Dicksäfte, aber auch Honig, wenn in grossen

Mengen als Süssungsmittel eingesetzt, Zucker (sämtliche Produkte, die Haushaltszucker enthalten) – Kokosblütenzucker gilt als guter Säurebildner, wenn in kleinen Mengen verzehrt, z. B. einmal wöchentlich zwei

Stück Kuchen mit Kokosblütenzucker

Schlechte Säurebildner (Getränke):

Alkohol- und koffeinhaltige Getränke, Fertiggetränke wie Softdrinks (z. B. Limonade, Cola etc., Fruchtsaft aus Konzentrat, Isodrinks, Proteindrinks, gezuckerte Milchshakes, Drinks zum Abnehmen etc.), Kaffee, auch Getreide-, Instant- und koffeinfreier Kaffee, Milch (gilt nicht für alle Menschen, manche Menschen können z. B. Ziegenmilch oder auch rohe Kuhmilch gut vertragen und daher auch gut verstoffwechseln), Mineralwasser und generell kohlensäurehaltige Getränke, Tee (schwarzer Tee, Früchtetee, Eistee etc., lediglich Kräutertees sind basisch, sogar hoch basisch)

Basische Ernährung im Alltag

Bei Betrachtung der oben aufgeführten Lebensmittelgruppen wird schnell klar, dass die durchschnittliche Ernährungsweise der heutigen Gesellschaft eher säure-überschüssig ist. Ein Frühstück bestehend aus einer Tasse Kaffee, Weißbrot mit Marmelade oder Wurst, sowie Eier und Speck oder auch süßem Gebäck, wie es bei vielen Deutschen zur Tagesordnung gehört, ist alles andere als basisch. Das Mittagessen besteht bei vielen aus Fleisch und Teigwaren, wie beispielsweise Nudeln und zum Abendessen gibt es bei vielen wiederum Brot mit Wurst- oder Käseaufschnitt. Auch die üblich konsumierten Getränke sind oft sehr zuckerlastig und beinhalten meistens Kohlensäure, womit auch die Getränkeauswahl der heutigen Gesellschaft vermehrt säurebildend ist.

Nun stellt sich die Frage, wie und ob eine basische Ernährungsweise im Alltag überhaupt umsetzbar ist. Schließlich sind unter den basischen Lebensmitteln vor allem Obst und Gemüse aufgeführt. Ergänzt wird diese Lebensmittelkategorie noch um Pilze, Kräuter, Kartoffeln, Mandeln und Sprossen. Diese Lebensmittel sind gewiss Bestandteile der Speisen von gesundheitsbewusst lebenden Menschen, jedoch scheint es auf den ersten Blick nicht möglich oder zufriedenstellend, sich ausschließlich von diesen Produkten zu ernähren.

Prinzipiell ist diese Annahme auch richtig,

deswegen wird eine rein basische Ernährung, also eine Ernährung aus 100 % basischen Lebensmitteln in der Regel nicht dauerhaft durchgeführt. Stattdessen eignet sich eine solche Ernährung aber als Kur. Das bedeutet, dass für einen kurzen und überschaubaren Zeitraum nur basische Lebensmittel zu sich genommen werden, um den Körper zu entgiften und zu entschlacken.

Basenüberschüssige Ernährung

Auf Dauer ergeben sich vielfältige gesundheitliche Vorteile, wenn man im Alltag eine zumindest basenüberschüssige Ernährungsweise an den Tag legt und es somit nicht zu einer großen Übersäuerung kommen lässt. Ernährungsexperten empfehlen daher eine Ernährung bestehend aus 70 bis 80 % basenbildenden Lebensmitteln und nur 20 – 30 % aus säurebildenden Lebensmitteln. Hierbei gilt zu beachten, dass die säurebildenden Lebensmittel vorzugsweise aus der Kategorie der "guten", also gesunden Säurebildner zu nehmen sind. Diese bieten oft einen hohen Gehalt an Nährstoffen und Vitaminen und tragen somit zur Gesundheit bei. Dazu zählen beispielsweise Nüsse, wie Erdnüsse oder Walnüsse, Hülsenfrüchte, Pseudogetreide oder auch Bio-Eier, welche über einen hohen Gehalt an Nährstoffen, Mikronährstoffen und Spurenelementen verfügen. Hierbei reicht oft eine kleine Menge aus, um den Vitamin- und Nährstoffbedarf vollständig zu decken. Die "guten" säurebildenden Lebensmittel in die Ernährung mit einzubauen ist somit sogar durchaus sinnvoll und gesund. Die "schlechten" säurebildenden Lebensmittel sollten jedoch gemieden werden.

Tipps für den Einstieg in eine basenüberschüssige Ernährung

Da die heutige Ernährungsweise eines durchschnittlichen Deutschen eher säurenüberschüssig ist und zudem auch aus vielen schlechten säurebildenen Lebensmitteln besteht, ist der Umstieg auf eine basische Ernährung gar nicht so leicht. Hierbei gilt es einige Grundsätze zu brechen und auf manche Produkte zu verzichten. Viele Nahrungsmittel können jedoch auch durch basische Produkte ersetzt werden und zudem richtig gut schmecken!

Zunächst einmal ist es ratsam, zukünftig mehr Gemüse und Salate aller Art in den Speiseplan mit einzubauen. Die Liste der Gemüsesorten, welche zu den basischen Lebensmitteln gehören ist lang und somit sollte bei dieser Auswahl für jeden Geschmack etwas mit dabei sein. Salate können mit Sprossen und Nüssen ergänzt werden und bieten somit auch ein Topping für den Geschmack.

Wer nicht so viel Salat und Gemüse essen möchte, kann sich aus den ausgewählten Produkten leckere Smoothies zubereiten und diese über den Tag verteilt trinken.

Kartoffeln zählen zu den basischen Lebensmitteln und eignen sich somit als gute Beilage z. B. Zum Mittagessen. Wer nicht auf Pasta oder Reis verzichten möchte, kann auf Quinoa, Hirse oder Buchweizen zurückgreifen. Alternativ gibt es z. B. In einige Bio-Läden auch Pasta- sowie Reissorten, die genau aus diesen Zutaten hergestellt wurden.

Auch Fleisch, Fisch und Eier sollten ausschließlich aus biologischer Landwirtschaft erworben werden. Besser ist es jedoch, diese Produkte vermehrt zu ersetzen. Aus Leinsaat, Sonnenblumen- sowie Kürbiskernen lassen sich beispielsweise leckere Bratlinge zubereiten um den Fleisch- und Fischkonsum möglichst häufig zu ersetzen.

Süßigkeiten und andere zuckerhaltige Snacks können durch Obst ersetzt werden. Aufgrund des hohen Anteils an Fruchtzucker sollte Obst jedoch auch nur in Maßen genossen werden.

Auch Milchprodukte können ersetzt werden, z. B. Durch selbst zubereitete Nahrungsmittel aus Nüssen und Samen.

Weinessig lässt sich naturtrüben Apfelessig oder frisch gepressten Zitronensaft ersetzen und statt handelsüblichem Joghurt kann man Mandelmus verwenden.

Bei der Auswahl von Ölen und Fetten sollte ausschließlich auf gesunde Fette zurückgegriffen werden. Diese finden sich z. B. Olivenöl, Leinöl, Kokosöl und Hanföl. Als Brotaufstrich eignet sich Olivenbutter, Mandelbutter, Rohmilch- oder hocherwertige Biobutter.

Als basische Alternative zu den oft verzehrten zuckerhaltigen Säften und Limonaden eignen sich vor allem Kräutertees und gelegentlich auch grüner Tee. Auf Kaffee sollte möglichst verzichtet werden, da dieser sehr säurebildend ist. Grüntee eignet sich hier als eine gute Alternative. Nicht zuletzt sollte Wasser nicht mit Kohlensäure versetzt, sondern möglichst still sein.

Basenfasten

Wie bereits erwähnt, empfehlen Experten sich im Alltag zu mindestens 70 – 80 % basisch zu ernähren und nur zu 20 – 30 % aus säurebildenden Lebensmitteln. Immer beliebter wird mittlerweile aber auch das sogenannte "Basenfasten", was bedeutet, dass man sich über einen begrenzten Zeitraum zu 100 % basisch ernährt und danach auf eine basenüberschüssige Ernährung umsteigt. Welche gesundheitlichen Vorteile eine solche Basenkur bietet, für welche Personen sie sich eignet und was es dabei zu beachten gilt, wird im folgenden Kapitel erklärt.

Was ist Basenfasten?

Die klassische Methode des Basenfastens geht auf die deutsche Heilpraktikern und Buchautorin Sabine Wacker zurück. Der vorherrschende Motivationsgrund ist für viele, die eine sog. Basenfasten-Kur in Angriff nehmen die Gewichtsreduktion. Mit einer Basenfasten-Kur wird jedoch nicht nur das Gewicht reduziert, sondern auch der Körper entlastet. Es wirkt der Übersäuerung des Körpers entgegen und sorgt dafür, dass sämtlichen Säuren und deren Abbauprodukte, also die Schlacken aus dem Körper gespült werden. Heil- und Regenerationsprozesse werden eingeleitet und nach einer erfolgreichen Basenfasten-Kur fühlen sich die meisten wieder fitter und wohler in ihrem Körper als zuvor.

<u>Wie wirkt das Basenfasten auf den Körper?</u>

Zum einen wird durch das Basenfasten auf jeden Fall Gewicht verloren. Die meisten verlieren bei dieser Methode rund 1 – 4 kg Körpergewicht in einer Woche, wobei der Körper nachweislich nicht nur Wasser, sondern auch Fett verliert. Wie viel Gewicht man verliert ist dabei sowohl vom Alter als auch vom Gewicht abhängig. Frauen nehmen hierbei grundsätzlich langsamer ab als Männer und je jünger die Teilnehmer sind, umso schneller purzeln für gewöhnlich auch die Pfunde. Außerdem ist auch die Funktionstüchtigkeit der Schilddrüse beim Abnehmen ein wichtiger Faktor.

Basenfasten hilft jedoch nicht nur dabei abzunehmen, sondern bietet ein ganzheitliches Entschlackungsprogramm für den Körper. Da sich in dieser Zeit zu 100 % rein basisch ernährt wird, gibt man dem Körper die Möglichkeit alle Säuren und Schlacken abzubauen und den Körper somit zu entsäuern. Das Basenfasten ist nicht zu verwechseln mit dem sogenannten Heilfasten, bei dem nur Wasser und Säfte zu sich genommen werden. Beim Basenfasten darf und soll durchaus gegessen werden – jedoch eben ausschließlich basisch. Somit ist das Basenfasten leichter umzusetzen und lässt sich auch besser in den Alltag integrieren.

Viele Menschen leiden unter Unwohlsein und Abgeschlagenheit, woran eine chronische Übersäuerung oft nicht unbeteiligt ist. Oft führt die Kombination unvorteilhafter Gewohnheiten, wie z. B. Eine ungesunde Ernährung, wenig Bewegung und Stress im Alltag zu diesem Zustand. Genau dort setzt das Basenfasten an und soll hier Abhilfe schaffen. Der Körper wird entsäuert, entschlackt und gereinigt – und zwar auf eine sehr sanfte und schonende Art! Viele fühlen sich nach dem Basenfasten "wie neu geboren".

Auch der kosmetische Gewinn spricht deutlich für eine Basenfasten-Kur. Bereits nach 7 Tagen zeigt sich ein positiver Effekt auf das Hautbild: Die Haut wirkt deutlich reiner und straffer, das Bindegewebe wird gestärkt und die Augen werden klarer.

Für wen ist Basenfasten geeignet?

Basenfasten eignet sich prinzipiell für jeden Menschen, der seinem Körper und Geist etwas Gutes tun möchten. Jeder profitiert von den oben aufgezählten positiven Wirkungen auf den Körper. Auch psychisch sorgt das Basenfasten bei jedem für Wohlgefühl und neue Lebensenergie.

Nur bei bestimmten Personengruppen ist das Basenfasten nicht geeignet oder noch nicht ausreichend erforscht. Nicht geeignet ist das Basenfasten demnach für Menschen, welche sich in der Schwangerschaft oder Stillzeit befinden. Da beim Basenfasten das Gewicht reduziert wird und dies in der Schwangerschaft und in der Stillzeit nicht sinnvoll ist, sollte Frauen in dieser Zeit nicht basenfasten. Auch für Menschen mit schweren chronischen Erkrankungen im Endstadium sowie Menschen mit Essstörungen ist Basenfasten weniger geeignet. Im Zweifelsfall sollte hier immer ein Arzt zu Rate gezogen werden.

Für andere Menschen mit spezifischen gesundheitlichen Aspekten kann Basenfasten aber eine sehr gute Methode sein. Da die gesamte Ernährung während des Basenfastens frei von tierischem Eiweiß und von Getreide ist, eignet sich das Basenfasten beispielsweise für Allergiker besonders gut.

Darüber hinaus hat die Praxiserfahrung gezeigt, dass sich Basenfasten auch für Personen mit chronischen Krankheiten, wie z. B. Rheuma, Fibromyalgie, Asthma, Herzerkrankungen, Bluthochdruck, Colitis ulcarosa, Morbus Crohn, Verstopfungen, Durchfall, Migräne und schwere Formen von Neurodemitis gut eignet.

Wie genau funktioniert das Basenfasten und was muss dabei beachtet werden?

Das klassische Basenfasten bezieht sich in der Regel auf einen Zeitraum von 7 bis maximal 14 Tagen. In der Regel wird eine einwöchige Fastenzeit jedoch bevorzugt. Generell ist es ratsam, sich auf die Zeit des Basenfastens gut vorzubereiten. Für die Fastenzeit sollte hier nach Möglichkeit ein Zeitraum ausgewählt werden, bei dem ein stressiger Alltag nicht gleich vorprogrammiert ist. Prinzipiell lässt sich das Basenfasten zwar gut in den Alltag integrieren, jedoch sollte hierbei besser nicht unbedingt eine Woche ausgewählt werden, in der sehr wichtige Ereignisse oder mehr Termine bevorstehen als sonst. Schließlich muss beim Basenfasten auch genügend Zeit für Bewegung eingeplant werden. Es empfiehlt sich, im Vorfeld genügend Informationen einzuholen, Rezepte auszuwählen und die nötigen Zutaten schon einzukaufen, damit einem erfolgreichen Start in die Basenfasten-Kur nichts im Wege steht.

Während des Basenfastens kommen dann nur Lebensmittel auf den Teller, die 100 % basisch sind. Geeignete Basenbildner sind vor allem Obst, Gemüse, Kräuter, Keimlinge, eine Arten von Nüssen, sowie hochwertige Öle, wie z. B. Oliven-, Lein- oder Rapsöl. Alle säurebildenden Lebensmittel wie Fleisch, Wurst, Milchprodukte, Weißmehl- und Vollkornprodukte, sowie Nudeln, Reis,

Eier, Kaffee, Süßigkeiten und Alkohol werden komplett gestrichen. Zudem ist es wichtig täglich 2 bis 3 Liter zu trinken. Auch hierbei dürfen nur basische Getränke wie stilles Wasser oder Kräutertee konsumiert werden.

Darüber hinaus gibt es aber noch weitere Regeln, die während des Basenfastens zu beachten sind.

Ernährungsregeln und Tipps beim Basenfasten

1. Vorsicht im Umgang mit Rohkost: Da beim Basenfasten der größte Bestandteil der Ernährung aus Obst und Gemüse besteht, ist hierbei Vorsicht geboten. Rohkost ist zwar sehr gesund und somit empfehlenswert, jedoch sind manche Menschen von Darm- und

Lebensmittelallergien betroffen. Hier muss somit individuell darauf geachtet werden, welche Sorten Rohkost und auch wie viel davon der Körper verträgt.

2. Kein Obst und Gemüse nach 14.00 Uhr: Da es für den Stoffwechsel sehr vorteilhaft ist, sollte rohes Obst und Gemüse nur bis 14:00 Uhr verzehrt werden. Danach sollte besser auf gekochte Speisen zurückgegriffen werden.

3. Letzte Mahlzeit bis 18:00 Uhr einnehmen: Das Abendessen sollte so früh wie möglich und wenn es geht vor 18:00 Uhr verzehrt werden. Auch empfiehlt es sich, abends eher kleine Portionen zu sich zu nehmen. Wer später isst, schläft schlechter, da Darm und Leber noch mit der Verdauung beschäftigt sind.

4. Nur kleine Portionen essen: Auch wenn es schwer fällt, sollten die Portionen nicht nur abends, sondern wenn möglich den ganzen Tag eher klein ausfallen. Es sollte nur so viel gegessen werden, bis ein Sättigungsgefühl einsetzt und nicht darüber hinaus noch mehr.

5. Gemüse roh oder gedünstet zu sich nehmen: Bei der Zubereitung von Rohkost ist darauf zu achten, dass alle wertvollen Vitamine erhalten bleiben. Deshalb sollte das Gemüse nicht zu lange gekocht, sondern besser nur leicht gedünstet werden. Vor 14:00 Uhr kann Gemüse natürlich auch als knackige Rohkost in Salaten verzehrt werden.

6. Mehr Gemüse als Obst essen: Der Gemüseanteil sollte bei den Speisen während des Basenfastens deutlich überwiegen. Obst ist zwar basisch und somit erlaubt, sollte jedoch 20 % der Ernährung nicht überschreiten. Bei einem empfindlichen Magen-Darm-Trakt sollte der Gemüseanteil noch höher als ohnehin schon ausfallen. Obst enthält sehr viel Fruchtzucker und kann den Darm sehr beeinträchtigen. Außerdem sollten Obst und Gemüse stets reif sein, denn der Körper kann nur reifes Obst und Gemüse basisch verstoffwechseln.

7. Nicht zu viele verschiedene Zutaten wählen: Für einen leckeren Geschmack und eine erfolgreiche Basenfasten-Kur benötigt man nicht unzählige Obst- und Gemüsesorten. Es reicht vollkommen aus, sich auf 2-3 Arten zu beschränken, die einem selbst sehr gut schmecken. Somit wird die Zubereitung der Mahlzeiten auch nicht zu kompliziert und aufwendig.

8. Sparsamer Umgang mit Gewürzen:
Beim Würzen gilt: Weniger ist Mehr! Da
Gewürze die Geschmacksnerven irritieren
und das Sättigungsgefühl erst später
einsetzen lassen, sollte mit Gewürzen
behutsam und sparsam umgegangen
werden.

9. Mit Genuss essen: Da die Zeit des
Basenfastens in gewissem Sinne auch eine
Zeit des Verzichts ist, sollte ausschließlich
Gerichte ausgewählt werden, die einem
persönlich gut schmecken. Es lohnt sich
also, sich im Vorhinein ansprechende
Rezepte auszusuchen und somit eben auf
jede Obst- und Gemüsesorten
zurückzugreifen, auf die man auch Appetit
hat. So wird das Basenfasten im
Allgemeinen wesentlich angenehmer.

10. Gründlich kauen: Viele Menschen
essen im Alltag sehr schnell und das ist

nicht nur beim Basenfasten ungesund. Stattdessen lieber ausreichend Zeit zum Essen nehmen, dabei jeden einzelnen Bissen gründlich kauen und genießen.

11. Nach der Jahreszeit richten: Für das Basenfasten gilt genauso wie generell für eine gesunde Lebensweise und Ernährung, dass man sich bei der Auswahl von Obst und Gemüse nach der Jahreszeit richtet. Mittlerweile gibt es aufgrund des Exports nahezu alle Lebensmittel das ganze Jahr über zu kaufen. Es wird jedoch empfohlen, besser nur saisonales Obst und Gemüse zu verwenden. Trotz dieser Beschränkung sollte sich auch hier für jeden Geschmack etwas finden.

12. Auf Zwischenmahlzeiten verzichten: Sofern es möglich ist, sollte während des Basenfastens auf Zwischenmahlzeiten weites gehend verzichtet werden. Bei auftretendem Hungergefühl zwischen den Mahlzeiten hilft es oft, ein Glas Wasser oder eine Tasse frischen Kräutertee zu trinken. Das füllt den Magen und beseitigt das Hungergefühl für eine gewisse Dauer. Sollte der Hunger jedoch zu groß sein, so kann am Vormittag zu einem Stück Obst, z. B. Ein kleiner Apfel oder eine Banane gegessen werden. Am Nachmittag sollte auf Obst jedoch verzichtet werden. Hier kann eine kleine Handvoll Mandeln oder Oliven Abhilfe schaffen.

13. Viel trinken: Sehr wichtige für eine erfolgreiche Entsäuerung des Körpers ist auch eine ausreichende Flüssigkeitszufuhr: Täglich sollten möglichst 2, besser jedoch 3 Liter Wasser oder frisch zubereiteter Kräutertee getrunken werden.

14. Nahrungsergänzung: Zwar sind Nahrungsergänzungsmittel kein fester Bestandteil des Basenfastens, allerdings können bestimmte Nahrungsergänzungen den Darm unterstützen. Präparate mit Flohsamenschalen, Hafervollkornmehl, Kidneybohnenpulver und ganz bestimmten Darmbakterien bieten sich hier an.

15. Auf Genussmittel verzichten: Während des Basenfastens sollten Genussmittel vollständig vermieden werden. Hierzu zählen nicht nur Alkohol und Kaffee, sondern auch Zigarettenkonsum. Wirkstoffe wie Nikotin, Koffein und Alkohol müssen also komplett gestrichen werden.

Wohlbefinden für Körper und Geist während des Basenfastens

Neben diesen 15 Ernährungsregeln sollten beim Basenfasten noch weitere Aspekte beachtet werden, welche die Fastenzeit erleichtern und für ein höheres Wohlbefinden sorgen:

Ausreichend Schlaf

Neben den unerlässlichen Anweisungen, welche die Ernährung betreffen, ist auch auf einen ausreichenden und guten Schlaf zu achten. Gerade nachts läuft die Entgiftung und Entsäuerung auf Hochtouren. Deshalb ist ausreichender Schlaf für den erwarteten Effekt sehr wichtig: Acht Stunden sollten es ungefähr sein.

Darmreinigung

Auch eine Darmreinigung gehört bei einer Basenfasten-Kur mit dazu. Sie ist von vielen sehr gefürchtet, letztendlich aber weniger dramatisch als gedacht. Es reicht vollkommen aus, mit lauwarmen Wasser einige Male einen Einlauf zu machen. Dies ist zunächst zwar ungewohnt und manchen etwas unangenehm, hilft dem Körper aber sehr effektiv dabei zu entsäuern und zu entgiften. Für das darauffolgende Wohlgefühl des Körpers lohnt sich diese Maßnahme definitiv.

Äußere Anwendungen zur Entsäuerung

Auch von Außen lässt sich die Entsäuerung des Körpers unterstützen.

Hier gibt es z. B. Basenbäder, basische Fußbäder, Sauna und Dampfbäder, welche den Körper zusätzlich entgiften und entschlacken.

Tägliche moderate Bewegungseinheiten

Während des Basenfastens sollte die Bewegung nicht zu kurz kommen, denn sie ist nicht nur für den Körper, sondern auch für das innere Wohlbefinden sehr ratsam. Dabei sollte jedoch auf sehr anstrengende und belastende Sportarten wie Kraftsport verzichtet werden. Leichte moderate Bewegungen tun dem Körper dagegen richtig gut. Hier bieten sich Spaziergänge an der frischen Luft, leichte Gymnastikübungen, Yoga oder Pilates an.

Entspannungseinheiten

Um das Wohlbefinden zu fördern gehören auch tägliche Entspannungseinheiten zu einer Basenfasten-Kur mit dazu. Hierzu zählen autogenes Training, geführte Meditation und Achtsamkeitsübungen.

Wie sollte die Ernährung nach dem Basenfasten aussehen?

Nach einer erfolgreichen Basenfasten-Kur, welche in der Regel 7 bis 14 Tage andauern sollte, ist es wichtig, eine gesunde Ernährung beizubehalten und in den Alltag zu integrieren. Ernährt man sich nach dem Basenfasten wieder ungesund, so kann es schnell wieder zu einer Übersäuerung kommen und alle Mühe war umsonst. Die Ernährung muss nach der Fastenzeit nicht rein basisch sein. Jedoch sollten basische Lebensmittel weiterhin überwiegen und säurebildende Lebensmittel nur in Maßen genossen werden. Bei den säurebildenden Lebensmittel ist darauf zu achten, zu den "guten" Säurebildnern zu greifen und "schlechte" säurebildende Lebensmittel soweit wie möglich zu vermeiden. Im besten Fall sieht die Ernährung also so aus, dass der größte Bestandteil aus basisches Lebensmitteln besteht und um wenige gute säurebildende Lebensmittel ergänzt wird.

Für viele bedeutet dies eine große Umstellung, jedoch geht dies oft auf unsere Gewohnheiten zurück und Gewohnheiten lassen sich bekanntlich ändern. Nach einer Weile kennt man einige basenüberschüssige Rezepte bereits auswendig, sodass die basenüberschüssige Ernährung keine

Herausforderung mehr sein wird. Nur so ist man davor geschützt, den Körper in Zukunft nicht mehr in einen chronisch verschlackten oder übersäuerten Zustand zu bringen und beugt damit sämtliche Krankheiten vor.

Rezepte und Beispiele für eine basische oder basenüberschüssige Ernährung

Im letzten Abschnitt erhalten Sie einige Ideen, wie eine basische Ernährung aussehen könnte. Prinzipiell wird bei der basischen Ernährung darauf Wert gelegt, möglichst drei Mahlzeiten am Tag zu essen und auf Snacks so weit wie möglich zu verzichten. Im Folgenden erhalten Sie jeweils 5 Ideen für ein basisches Frühstück, Mittag- und Abendessen.

Grundlagen für ein basisches Frühstück

Die oft auf dem Frühstückstisch vorhandenen Nahrungsmittel wie Weißbrot, Croissants, Nutella, Marmelade, Wurstaufschnitt, Eier, Milchprodukte und auch Kaffee sind kein Bestandteil eines basischen Frühstücks. Ein basisches Frühstück sollte möglichst zu 80 % aus Obst und Gemüse bestehen. In geringen Anteilen dürfen auch Nüsse, Vollkorngetreide, wie z. B. Hafer, Tofu oder Ölsamen auf dem Frühstücksteller landen. Hier bieten sich somit vor allem selbst gemachte Säfte, Smoothies oder Rohkost an. Vor allem Smoothies eigenen sich am Morgen gut, denn sie sind nicht nur basisch, sondern bringen auch den Kreislauf in Schwung, liefern viele wichtige

Vitamine und Nährstoffe und machen lange satt. Nach Belieben können auch Kräuter zugefügt werden, da sie als sehr basisch gelten. Wer am Morgen nicht auf Brot verzichten möchte, kann sich an basischem Brot bedienen und z. B. Selber Brot aus Kartoffeln backen.

Rezept-Ideen für ein basisches Frühstück

1. Thymian-Mangold-Smoothie:

Wer es gerne süß mag, kann sich einen leckeren Smoothie mit viel Obst zubereiten, z. B. Einen Mangold-Smoothie mit Thymian:

Zutaten:

100 g Mangold

1 Apfel

1 Birne

2 Stiele Thymian

1 Banane

0,5 Limette

Zubereitung:

Mangold waschen und grob zerkleinern. Apfel und Birne waschen, entkernen und klein würfeln. Thymian waschen, Blättchen von den Stielen zupfen. Obst, Mangold, Thymianblätter, Limettensaft und 300 ml Wasser in den Mixer geben und fein pürieren. Wer es gerne flüssiger mag, kann noch etwas Wasser beifügen.

2. Avocado-Smoothie:

Für einen guten Start in den Tag mit viel Energie sorgt auch ein Avocado-Smoothie. Avocados sind nicht nur basisch, sondern eignen sich für die Zubereitung von Smoothies ideal, da sie den Smoothie schön cremig machen.

Zutaten:

1 Avocado

1 Banane

1 Handvoll Spinat

300 ml Wasser

Zubereitung:

Avocado halbieren, entkernen und die Schale entfernen. Banane schälen. Beides klein schneiden und in einen Mixer geben. Spinat waschen, klein schneiden, zugeben. Wasser hinzufügen und mixen.

3. Apfel-Bananen-Salat mit Walnüssen

Wer zum Frühstück nicht auf feste Nahrung verzichten möchte, kann sich auch einen fruchtigen Obstsalat zubereiten. Auf Joghurt oder Quark muss dabei aber verzichtet werden, da diese Produkte zu viel Säure enthalten. Stattdessen können Obstsalate mit Nüssen oder Kräutern wie z. B. Minze verfeinert werden.

Zutaten:

2 reife Bananen

2 Äpfel

4 TL Erdmandelflocken

Saft einer halben Zitrone

6 Walnusshälften

2 Datteln

1 EL Agavendicksaft

Zubereitung:

Bananen schälen und in Scheiben schneiden. Äpfel waschen, entkernen und klein würfeln.

Datteln klein schneiden und Walnusshälften grob klein hacken. In einer beschichteten Pfanne Walnusshälften zusammen mit dem Agavenducksaft kurz anrösten. Die Erdmantelflocken zusammen mit dem Saft der ausgepressten Zitrone, den Datteln und den gerösteten Walnusshälften zum Obst geben und alles miteinander vermischen.

4. Basisches Porridge

Ebenfalls als basisches Frühstück beliebt ist basisches Porridge. Diese Variante bringt etwas Abwechslung in den Frühstücksalltag und liefert viele sättigende Ballaststoffe, sowie wertvolle Eiweiße und Vitamine. Das basische Porridge wird nicht wie üblich aus Haferflocken und Milch zubereitet, sondern aus Erdmandelflocken.

Zutaten:

4 EL Erdmandelflocken

100 ml heißes Wasser oder Mandelmilch

1 Banane

1/2 Apfel

2 getrocknete Feigen, ungeschwefelt

1 TL Leinsamen, geschrotet

Zubereitung:

Erdmandelflocken mit heißem Wasser oder heißer Mandelmilch übergießen, umrühren und kurz aufquellen lassen. Banane schälen, mit einer Gabel zerdrücken und dem Porridge hinzugeben. Apfel waschen, fein würfeln oder reiben und untermischen. Die Feigen ebenfalls klein würfeln und zusammen mit den Leinsamen zum Erdmantel-Porridge zugeben. Wer mag, kann das Porridge noch mit Zimt oder Kokosflocken verfeinern und süßen.

5. Kartoffelbrot

Zutaten:

500 g mehlig kochende Kartoffeln

Salz

1 Würfel Hefe

500 g Mehl (z. B. Dinkelmehl)

1 EL neutrales Öl (z. B. Rapsöl)

Zubereitung:

Kochen Sie die Kartoffeln in leicht gesalzenem Wasser weich. Anschließend werden die Kartoffeln noch warm gepellt. Lassen Sie sie abkühlen, dann pressen oder raspeln Sie die Kartoffeln. Lösen Sie dann die Hefe in 200 ml lauwarmen Wasser auf und vermischen Sie anschließend die Kartoffeln, das Mehl, die Hefe, zwei TL Salz und das Öl. Kneten Sie die Zutaten zu einem gleichmäßigen Teig. Formen Sie dann einen Laib, den Sie zugedeckt an einem warmen Ort etwa 30 Minuten gehen lassen. Heizen Sie den Backofen auf 200 Grad vor. Nach dem Gehen backen Sie das Brot etwa 50 Minuten. Es ist fertig, wenn es eine leicht braune und knusprige Kruste hat.

Grundlagen für ein basisches Mittagessen

Zum Mittagessen empfehlen sich frische Salate, Suppen oder Gerichte mit viel Gemüse. Wie auch das Frühstück können diese nach Belieben mit frischen Kräutern, Nüssen, Samen oder Tofu verfeinert werden. Sie können selbstverständlich auch auf Rezepte zurückgreifen, welche für das Abendessen vorgesehen sind. Jedoch ist es auf jeden Fall sehr empfehlenswert, sich mittags richtig satt zu essen, damit das Abendessen etwas leichter ausfallen kann. Bei der Zubereitung von Suppen ist übrigens darauf zu achten, keine Sahne oder Créme fraince zu verwenden. Auch bei frischen Salaten sollte keineswegs Sahne verwendet werden, sondern ausschließlich auf hochwertige Pflanzenöle, wie z. B. Oliven- oder Leinöl zurückgegriffen werden.

Rezept-Ideen für ein basisches Mittagessen

1. Kartoffelsalat mit Avocado

Zutaten:

1/2 kg Kartoffeln

Meersalz

2 Avocados

Saft von 1 Limette

1/4 Bund Frühlingszwiebeln

25 g getrocknete Tomaten in Öl

1/2 Beetchen Kresse

1/2 EL Olivenöl

50 ml Gemüsebrühe

Pfeffer aus der Mühle

15 g Pinienkerne

Zubereitung:

Kartoffeln mit einer Bürste oder Gemüsehandschuhen gründlich abschrubben, ungeschält in Salzwasser circa 15 Minuten garen. Abkühlen lassen. Avocados schälen, das Fruchtfleisch in mundgerechte Spalten schneiden und mit Limettensaft beträufeln. Frühlingszwiebeln sehr fein hacken. Tomaten abtropfen lassen, Öl auffangen. Tomaten ebenfalls sehr fein schneiden. Die vorbereiteten Zutaten in eine Schüssel geben. Kresse dazu schneiden.
Tomaten- und Olivenöl sowie Brühe miteinander vermischen und vorsichtig unter den Salat rühren. Alles mit Salz und Pfeffer abschmecken. Kerne in einer Pfanne ohne Fett rösten und kurz vorm Servieren über den Salat streuen.

2. Mediteranes Ofengemüse

Zutaten:

2 Zucchinis

3 Paprika

10 Cherrytomaten

1/2 Aubergine

1 Zwiebel

40 g schwarze Oliven (eingelegt im Glas)

1 Knoblauchzehe

4 EL Olivenöl

3 g Thymian (frisch)

3 g Oregano (frisch)

10 g Basilikum (frisch)

schwarzer Pfeffer (frisch gemahlen)

Zubereitung:

Das Gemüse waschen. Die Paprika waschen entkernen und klein schneiden. Die Zucchini und Aubergine in dünne Scheiben schneiden. Zwiebeln und Knoblauch abziehen. Die Zwiebel und den Knoblauch fein hacken. Anschließend die Kräuter waschen und fein schneiden. Oliven in Ringe schneiden. Die Kirschtomaten bleiben ganz. Das Ofengemüse in eine großen Auflaufform oder ein tiefes Backblech geben, die Kräuter zufügen und gut mit dem Olivenöl vermengen. Das mediterrane Ofengemüse im vorgeheizten Backofen bei 180 Grad 25-30 Minuten garen. Zwischendurch einmal umrühren. Nach dem Backen Ofengemüse mit Salz und Pfeffer würzen und servieren.

3. Zucchini-Spaghetti mit schneller Tomaten-Basilikum-Sauce

Zutaten:

2 mittelgroße Zucchini (ca. 600 g) – putzen, waschen und mit dem Spiralschneider zu "Spaghetti" drehen

1 Karotte – schälen und fein reiben

1 große Schalotte – schälen und in feine Streifen schneiden

2 Frühlingszwiebeln – putzen, waschen und in Ringe schneiden

8-10 Kirschtomaten– waschen und halbieren

2 mittelgroße Tomaten – waschen und in Würfel schneiden

2 Knoblauchzehen – schälen und reiben

1/2 TL frisch geriebener Ingwer

300 ml Gemüsebrühe

2 EL Olivenöl

1 TL Tamari (Sojasauce)

1 EL Tomatenmark

2 EL Mandelmus

1 EL Edelhefeflocken

1 Prise Vanillepulver

Kristallsalz

schwarzer Pfeffer aus der Mühle

6 Blätter frisches Basilikum (davon 2 Blätter für die Deko) – waschen, trocknen und in feine Streifen schneiden

Zubereitung

Das Öl in einer Pfanne erhitzen, Karotte, Schalotte, Zwiebeln, Tomatenwürfel, Knoblauch und Ingwer darin andünsten.

Das Tomatenmark dazugeben, gut umrühren und mit der Gemüsebrühe auffüllen.

5 bis 10 Minuten leicht köcheln lassen, mit dem Mandelmus abbinden und nochmals aufkochen lassen.

Eine Pfanne mit Olivenöl erhitzen und die Zucchini-Spaghetti darin kurz andünsten.

Mit Salz, Pfeffer, Vanille und Basilikum abschmecken, die Kirschtomaten unterheben und darin erwärmen.

Schließlich die Spaghetti auf zwei Teller verteilen, die Sauce darüber geben und servieren.

4. Pikantes Pilzcurry

Zutaten:

Für das Curry:

400 g gemischte Pilze – putzen und in grobe Stücke schneiden

1 Fleischtomate – häuten und in nicht zu dünne Scheiben schneiden

1 Zwiebel– halbieren und in feine Streifen schneiden

1 Knoblauchzehe – in feine Scheiben schneiden

1 Stück Ingwer (ca. 3 cm)- fein reiben

½ rote Chilischote – halbieren, entkernen und fein hacken

Flüssige Zutaten und Gewürze:

3 EL Kokosöl oder Olivenöl

1 TL schwarze Senfsamen

1 gehäufter TL mittelscharfes Currypulver

1 EL Tamari

Kristallsalz

schwarzer Pfeffer aus der Mühle

ein paar Korianderblätter – fein hacken

Zubereitung

Das Öl in einer Pfanne erhitzen. Knoblauch, Ingwer, Chili und Senfsamen darin bei mittlerer Hitze 2 Minuten schmoren. Dann das Currypulver kurz darin rösten und die Zwiebel dazugeben. Unter Rühren nochmals 2 Minuten schmoren.

Die Pilze unterheben, salzen und pfeffern. Einen Schuss Wasser dazugeben und die Pilze 10 Minuten garen - hin und wieder durch schwenken.

Dann die Temperatur erhöhen, mit Tamari beträufeln und die Tomaten dazugeben. Weitere 5 Minuten braten, bis die Pilze leicht gebräunt sind.

Mit Koriander bestreut servieren.

5. Basisches Süßkartoffel-Püree

Zutaten:

600 g Süßkartoffeln

1 g Chilipulver (rot)

100 ml Milch (1,5 % Fett)

20 g Butter

Salz und Pfeffer

Zubereitung:

Für basisches Süßkartoffelpüree zunächst die Süßkartoffeln schälen und in wenig Wasser für ca. 10 Minuten dämpfen. Anschließend mit Butter und Milch vermengen und pürieren.

Basisches Süßkartoffelpüree mit Salz, Pfeffer und Chilipulver abschmecken und entweder vegetarisch mit Gemüse oder auch gemeinsam mit gebratenem Fisch oder Fleisch genießen!

Grundlagen für ein basisches Abendessen

Als basisches Abendessen bieten sich zahlreiche Suppen und Salate an. Selbstverständlich können die Rezepte für das Mittagessen auch zum Abendbrot eingesetzt werden und umgekehrt. Je nachdem, ob das Mittag- oder das Abendessen etwas größer, bzw. Aufwendiger ausfallen soll. Empfehlenswert ist es jedoch, dass Abendessen etwas leichter und weniger üppig zu gestalten, als das Mittagessen. Nachts läuft der Stoffwechsel auf Hochtouren und es werden zahlreiche Entsäuerungs- und Entschlackungsprozesse in Gang gesetzt. Wird abends zu viel gegessen, kann der Körper nicht sein volle Energie auf diese

Stoffelwechselprozesse setzen, da er zunächst mit der Verdauung beschäftigt ist. Aus diesem Grund empfiehlt es sich auch, abends nicht allzu spät, sondern idealerweise bis spätestens 18:00 Uhr das Abendessen abgeschlossen zu haben und danach nichts mehr zu sich zu nehmen.

Rezept-Ideen für ein basisches Abendessen

1. Tomaten-Brokkoli-Suppe

Zutaten:

1 kl. Dose Tomaten

500 ml Brühe

2 Tomaten

100 g Brokkoli

100 g rosa Champignons

0,5 Bund Schnittlauch

Salz, Pfeffer

Zubereitung:

Dosentomaten abtropfen lassen (Tomatensaft anderweitig verwenden) und klein schneiden. In der Brühe erhitzen. Die frischen Tomaten vierteln. Brokkoli in Röschen teilen. Champignons putzen und vierteln. Alles in die Tomatenbrühe geben und circa 15 Minuten lang köcheln lassen. Den Schnittlauch in Röllchen schneiden und hinzugeben. Mit Salz und Pfeffer abschmecken.

2. Gefüllte Zucchini mit Ricotta

Zutaten:

4 Stk Zucchini

1 Stk (gelb)

2 Stk Paprika (rot)

1 Stk Zwiebel (klein, weiß)

1 EL Basilikum (gehackt)

250 g Ricotta

1 EL Parmesan (frisch gerieben)

2 EL Olivenöl

Salz und Pfeffer

Knoblauch (nach Belieben)

Zubereitung:

Für Zucchini mit Ricotta die Zucchini waschen, der Länge nach halbieren und mit einem Löffel aushöhlen.

Das Innere der Zucchini in feine Würfel schneiden. Die Zwiebel und den Paprika feinwürfelig schneiden. Olivenöl in einer Pfanne erhitzen.

Die Zwiebel glasig dünsten, die Parikawürfel und die Zucchini dazugeben. 10 Minuten dünsten. Masse kurz abkühlen lassen. Ricotta, Parmesan (Grana Padano, etc.) mit dem Gemüse vermengen und mit Salz, Pfeffer und Knoblauch abschmecken.

Die Masse in einen Spritzsack ohne Tülle füllen und in die Zucchini spritzen. Im Rohr bei 220 Grad ca. 20 Minuten braten. Als Beilage passen zu Zucchini mit Ricotta sehr gut Tomatensauce und Petersilienkartoffeln. Alternativ zu Zucchini mit Ricotta lässt sich das Gericht auch mit Fetakäse zubereiten oder auch Melanzani zubereiten.

3. Fruchtiger Herbst-Salat

Zutaten:

Für den Salat:

400 g Romanasalat

150 g Radicchio Salat

100 g Karotte schälen, in dünne, 4-5 cm lange Streifen schneiden

160 g Apfel waschen, entkernen und in 8-mm-Würfel schneiden

230 g Avocado– entkernen und in Scheiben schneiden

2 EL Mandelblättchen – rösten

Für das Dressing:

1 Orange – entsaften

1 Limette - entsaften

3 EL Olivenöl

1 EL Walnussöl

20 g Mandelmus

1 EL Senf

1 EL Yaconsirup (alternativ
Kokosblütenzucker)
Kristallsalz
Pfeffer

Zubereitung

Die Salatblätter waschen, in
mundgerechte Stücke zupfen und
trockenschleudern. Anschliessend in eine
große Schüssel geben und die anderen
Zutaten, ausser den Mandelblättchen,
unterheben.
Für das Dressing alle Zutaten miteinander
verrühren und über den Salat geben. Gut
vermengen, abschmecken und mit den
Mandelblättchen bestreut servieren.
Tipp: Entfernen Sie die weißen Blattrippen
des Radicchio Salates, denn dort sind die
meisten Bitterstoffe gespeichert

4. Basischer Selleriesalat mit Mandeln

Zutaten:

Für den Salat:

300 g geschälten Knollensellerie

300 g süße rote Bio-Äpfel - waschen

1/2 Apfel (ca. 80 g) - in Fächerform schneiden (Deko)

100 g gehackte Mandeln + 4 ganze Mandeln (Deko)

Für das Dressing:

200 ml Sojasahne

Saft von 1/2 Zitrone

Kristallsalz

Pfeffer aus der Mühle

Zubereitung:

Den Sellerie fein reiben und sofort mit 1/2 TL Zitronensaft beträufeln.

Die Zutaten für das Dressing in einer Salatschüssel miteinander verrühren.

Dann die Äpfel (um den Kern herum) mit einer groben Reibe direkt in das Dressing hobeln.

Den Sellerie und die Mandeln dazugeben, alles gut miteinander vermengen und mit Salz und Pfeffer abschmecken. Mit dem Apfelfächer und den Mandeln garniert servieren.

5. Kohlrabi-Cremesuppe

Zutaten:

Für die Suppe:

800 g Kohlrabi mit Blattgrün – in Würfel
schneiden; das Grün in Streifen schneiden
150 g Kartoffeln, mehlig kochend – in
Würfel schneiden

Flüssige Zutaten und Gewürze:

750 ml Gemüsebrühe (hefefrei)
150 ml Soja- oder Hafersahne
20 g Bio-Margarine (z. B. Bio-Alsan)
1 EL Tamari (Sojasauce)
2 Prisen Muskatnuss
Kristallsalz
Pfeffer aus der Mühle
1/2 Bund Petersilie – fein hacken

Zubereitung:

Die Margarine in einem Topf auslassen und Kohlrabi, -blätter und Kartoffeln ca. 3 Min. darin andünsten. Dann mit Gemüsebrühe auffüllen und abgedeckt bei reduzierter Hitze ca. 25 Min. köcheln lassen. Sobald das Gemüse gar ist, den Topf vom Herd nehmen. Die Sahne einrühren und die Suppe in einem Standmixer fein pürieren. Mit Tamari, Muskat, Salz und Pfeffer fein abschmecken, die Petersilie unterheben und servieren.

Schlusswort

Auf den letzten Seiten haben Sie nun einiges über den Säure-Basen-Haushalt gelernt und wissen, wie der Körper funktioniert. Möglicherweise haben Sie einige der auf eine Übersäuerung zurückzuführenden Symptome wie Abgeschlagenheit, vorzeitige Alterungsprozesse, Übergewicht, Haut- und Haarprobleme oder gar eine der zahlreichen Zivilisationskrankheiten schon bei sich feststellen müssen. Gerade dann ist es an der Zeit, die grundlegende Ernährungs- und Lebensweise zu verändern und auf eine basische Ernährungsweise umzusteigen.

Der menschliche Körper ist ein echtes Naturwunder. Unser Immunsystem ist sehr stark und der Körper ist in all seinen Funktionen in erster Linie auf das Überleben ausgerichtet. So sorgt er beispielsweise dafür, dass in erster Linie der PH-Wert des Blutes konstant gehalten wird und geht bei allen ablaufenden Prozessen so vor, dass das Überleben an erster Stelle steht. Der Körper ist somit extrem anpassungs- und widerstandsfähig. Jedoch kostet es den Körper sehr viel Kraft und Energie, sodass er oft nicht mehr genug übrig hat, um vollständig gesund zu bleiben. Im fortgeschrittenem Alter auftretende chronische Krankheiten sind die Folge. Doch auch in seinem gegenwärtigen Zustand zeigt sich durch Müdigkeit, fahle Haut oder Gewichtsprobleme, dass der Körper nicht optimal funktioniert und nötige Energie fehlt, um gesund zu sein und zu bleiben.

Doch mit der richtigen Ernährung können wir unserem Körper maßgeblich dabei helfen, bis ins hohe Alter gesund zu bleiben und das Leben in vollen Zügen zu genießen. Eine gesunde Ernährung aus vorwiegend basischen Bestandteilen macht uns leistungsfähig, stark und schön. Wir können nachweislich chronische Krankheiten zu einem großen Teil vorbeugen und somit auch unsere Lebenserwartung erhöhen.

Oft scheint es auf den ersten Blick sehr schwer oder gar unmöglich, seine Ernährung umzustellen und eine neue Lebensweise in den Alltag zu integrieren. Doch wie Sie erfahren haben, gilt es dabei oft nur seine Gewohnheiten zu verändern und dies kann auch in kleinen Schritten geschehen. Wer fest entschlossen ist, kann natürlich mit einer Basenfasten-Kur in einen neuen Ernährungsalltag starten.

Sollte Ihnen eine solche Umstellung zu radikal und nicht umsetzbar erscheinen, so können Sie Ihre Ernährung auch nach und nach auf basisch umstellen. Probieren Sie einfach mal einige der vorgeschlagenen basischen Rezepte aus und kommen Sie ganz von alleine auf den Geschmack! Sind die neuen Ernährungsgewohnheiten erst mal fest in Ihrem Alltag verankert, so werden Sie keine Einschränkungen mehr verspüren und können das Leben in vollen Zügen genießen!

Haftungsausschluss

Die Umsetzung aller enthaltenen Informationen, Anleitungen und Strategien dieses Buchs erfolgt auf eigenes Risiko. Für etwaige Schäden jeglicher Art kann der Autor aus keinem Rechtsgrund eine Haftung übernehmen. Für Schäden materieller oder ideeller Art, die durch die Nutzung oder Nichtnutzung der Informationen bzw. durch die Nutzung fehlerhafter und/oder unvollständiger Informationen verursacht wurden, sind Haftungsansprüche gegen den Autor grundsätzlich ausgeschlossen. Ausgeschlossen sind daher auch jegliche Rechts- und Schadensersatzansprüche. Dieses Werk wurde mit größter Sorgfalt nach bestem Wissen und Gewissen erarbeitet und niedergeschrieben. Für die

Aktualität, Vollständigkeit und Qualität der Informationen übernimmt der Autor jedoch keinerlei Gewähr. Auch können Druckfehler und Falschinformationen nicht vollständig ausgeschlossen werden. Für fehlerhafte Angaben vom Autor kann keine juristische Verantwortung sowie Haftung in irgendeiner Form übernommen werden.

Urheberrecht

Alle Inhalte dieses Werkes sowie Informationen, Strategien und Tipps sind urheberrechtlich geschützt. Alle Rechte sind vorbehalten. Jeglicher Nachdruck oder jegliche Reproduktion – auch nur auszugsweise – in irgendeiner Form wie Fotokopie oder ähnlichen Verfahren, Einspeicherung, Verarbeitung, Vervielfältigung und Verbreitung mit Hilfe von elektronischen Systemen jeglicher Art (gesamt oder nur auszugsweise) ist ohne ausdrückliche schriftliche Genehmigung des Autors strengstens untersagt. Alle Übersetzungsrechte vorbehalten. Die Inhalte dürfen keinesfalls veröffentlicht werden. Bei Missachtung behält sich der Autor rechtliche Schritte vor.

Impressum

www.ingramcontent.com/pod-product-compliance
Lightning Source LLC
Chambersburg PA
CBHW031233250726
48655CB00005B/1927